ADÉNOPATHIE SUS-CLAVICULAIRE GAUCHE

DANS LE

CANCER DU TESTICULE

PAR

M. A. PONCET

Professeur de clinique chirurgicale à la Faculté de médecine de Lyon.

Communication faite à la Société de médecine de Lyon,
dans la séance du 4 décembre.

LYON

ASSOCIATION TYPOGRAPHIQUE

F. PLAN, RUE DE LA BARRE, 12.

1893

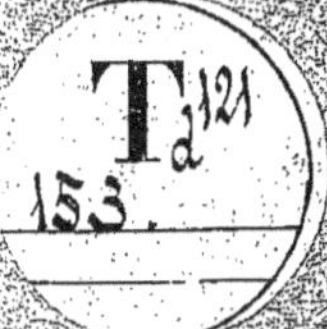

ADÉNOPATHIE SUS-CLAVICULAIRE GAUCHE

DANS LE

CANCER DU TESTICULE

PAR

M. A. PONCET

Professeur de clinique chirurgicale à la Faculté de médecine de Lyon.

Communication faite à la Société de médecine de Lyon,
dans la séance du 4 décembre.

LYON

ASSOCIATION TYPOGRAPHIQUE

F. PLAN. RUE DE LA BARRE, 12.

1893

DÉPÔT LÉGAL
Rhône
N° 17
1894

ADÉNOPATHIE SUS-CLAVICULAIRE GAUCHE

DANS LE

CANCER DU TESTICULE

----◆✕◆----

Pendant le premier trimestre de 1893, j'ai reçu dans mon service de l'Hôtel-Dieu deux malades porteurs d'une tumeur maligne du testicule, qui s'était accompagnée dans les deux cas, d'une adénite sus-claviculaire gauche de même nature. Cette infection ganglionnaire à distance, sans lien apparent avec la néoplasie primitive, peut paraître de prime abord bizarre, il n'en existe pas moins, comme nous le verrons, une relation de cause à effet entre ces deux lésions pathologiques si éloignées l'une de l'autre.

Dans une leçon clinique que je fis au mois d'avril dernier, je n'hésitai pas à les rattacher entre elles et à indiquer l'intérêt d'une semblable constatation, soit au point de vue de la pathogénie de l'adénopathie sus-claviculaire dans le cancer du testicule, soit au point du pronostic et du traitement de la lésion initiale.

L'important mémoire de M. Troisier (1) avait facilité mon diagnostic, mais je ne connaissais aucun fait semblable d'adénite sus-claviculaire symptomatique d'un cancer du testicule. Depuis lors, dans un nouveau mémoire, M. Troisier qui a attaché son nom à l'adénopathie sus-claviculaire dans les cancers de l'abdomen (2), a rapporté une observation du

----

(1) Troisier : Adénopathie sus-claviculaire dans les cancers de l'abdomen. (*Arch. méd.*, 1889.)

(2) Troisier, *ibid.*, 1893.

même ordre que lui avait envoyée M. le Dr Godin (des Andelys). Je citerai encore comme ayant trait à la même question : *Adénopathie sus-claviculaire et cancers abdominaux*, un intéressant mémoire de Spinelli (*Rivista clinica e terapeutica*, août 1893, et *Gazette hebdomadaire*, n° 47, 25 novembre 1893). L'auteur rapporte 4 observations personnelles d'adénopathie sus-claviculaire dans le cours de cancers abdominaux et pelviens (vagin, rectum, col de l'utérus) et résume 30 observations déjà connues, mais il n'est pas question des tumeurs du testicule.

Le fait de M. le médecin-major Godin et les deux observations que je vais vous communiquer, sont les seuls trois cas connus. Mes recherches à ce sujet, dans la littérature chirurgicale sont restées infructueuses, et je suis d'autant plus porté à croire que d'autres cas semblables n'ont pas été publiés, qu'un de mes élèves M. Lesnes, qui a fait de ce sujet l'objet de sa thèse, n'en a pas rencontré d'autres.

Élève distingué de l'École du service de santé militaire, M. Lesnes a consacré à l'adénopathie sus-claviculaire, dans le cancer du testicule, une étude fort intéressante. (Thèse de Lyon, décembre 1893). Je lui emprunterai le mécanisme et la pathogénie de l'adénite sus-claviculaire.

Voici d'abord les deux observations recueillies dans mon service, je les place par rang de date.

Le premier de ces malades avait été envoyé à la clinique chirurgicale par mon éminent collègue le professeur Lépine.

OBSERVATION I. — *Adénopathie sus-claviculaire gauche de nature chondro-sarcomateuse. — Polyadénite du volume d'une moitié d'orange. — Chondro-sarcome du testicule droit. — Mort de généralisation cancéreuse.*

F. L..., âgé de 37 ans, exerçant la profession d'employé de commerce, est entré à la clinique (salle Saint-Philippe n° 3) le 11 février 1893.

Le père de ce malade aurait succombé à une attaque d'apoplexie, sa mère serait morte d'une affection thoracique aiguë.

Il y a une huitaine de mois cet homme, qui jusqu'alors s'était bien porté, s'aperçut d'une légère tuméfaction du testicule droit.

Ce gonflement indolent, apparu sans cause appréciable, s'accrut d'abord progressivement. Depuis le mois de janvier, l'accroissement a été notablement plus marqué. Dans les derniers mois de 1892, le malade aurait eu quelques petites hémoptysies. Enfin au mois de janvier 1893 serait survenue une pleurésie droite qui guérit sans ponctions, dans le service de M. le professeur Lépine. Mais c'est au commencement de décembre 1892, c'est-à-dire deux mois et demi avant son entrée dans le service de la clinique chirurgicale, qu'il s'aperçut, au niveau de la région claviculaire gauche, d'une petite tumeur, du volume d'un gros pois qui ne provoquait aucune douleur et qui déjà roulait difficilement sous la peau. Cette tumeur s'est également développée insensiblement pour atteindre le volume d'une orange aplatie, et depuis une quinzaine de jours elle serait stationnaire.

L'examen du malade révèle les particularités suivantes. C'est un homme un peu amaigri mais d'assez bonne apparence. La tumeur scrotale ressemble à première vue à une grosse hydrocèle d'une contenance au moins de 7 à 800 grammes de liquide. Elle a la forme d'une gourde, bilobée, elle paraît nettement constituée par deux masses de consistance différente. L'une, située en avant, est molle, fluctuante, l'autre est uniformément dure.

Il s'agit, à n'en pas douter, d'un néoplasme avec hydrocèle symptomatique.

L'exploration méthodique de la fosse iliaque correspondante, de la région inguino-crurale, ne permet pas de constater l'existence de masses ganglionnaires.

Quant à la tumeur sus-claviculaire gauche, qui aurait été ponctionnée deux fois dans le service de M. Lépine à un mois de distance, et alors que la ponction n'avait donné issue qu'à quelques gouttes de sang, elle est allongée transversa-

lement, parallèlement à la clavicule. Elle n'est pas doulou-
reuse au toucher et donne, dans la plus grande partie de sa
masse, la sensation de fluctuation.

La peau qui la recouvre a une teinte légèrement rosée.
Elle paraît en être indépendante. A première vue on croirait
se trouver en présence d'un adéno-phlegmon infectieux de
la région sus-claviculaire.

Nulle part, dans d'autres régions, on ne trouve de ganglions.

A l'examen de la poitrine, sonorité un peu diminuée du
côté gauche, quelques râles sous-crépitants après la toux.

19 février 1893. — Castration droite. Tentatives d'ablaion
de la tumeur sus-claviculaire.

On note dans le néoplasme enlevé une poche vaginale
contenant 180 à 200 grammes d'un liquide séro-hématique
(hydro-hématocèle) de coloration rosée n'empêchant pas la
translucidité.

Testicule et épididyme sont complètement transformés
en une masse sarcomateuse avec noyau de même nature du
côté du cordon. A la coupe, malgré cette transformation,
on distingue très nettement l'épididyme du testicule. La
masse épididymaire est molle, un peu diffluente. La masse
testiculaire est plus dure, résistante à la pression. Au cen-
tre, petits points jaunâtres, d'apparence caséeuse. Il ne reste
aucun vestige de tissu sain. La tumeur a le volume d'une
orange, elle n'a pas franchi l'albugine.

Une incision parallèle à la clavicule gauche conduit sur la
tumeur sus-claviculaire, qui est située au-dessous de l'apo-
névrose cervicale.

Elle est constituée par un tissu mou, vasculaire, mani-
festement encéphaloïde qui se détache facilement sous le
doigt, on le dirait encapsulé. On enlève en même temps,
deux ganglions du volume d'une amande présentant à la
coupe les mêmes caractères que la tumeur voisine.

Les suites de ces deux interventions sanglantes furent
d'abord simples, mais dès le sixième jour, sans que rien du
côté des plaies qui se réunissaient par première intention,

justifiât l'élévation de la température, le thermomètre montait à 39°,2. En même temps que la température s'élevait et s'abaissait d'une façon insolite, pour donner lieu à une courbe irrégulière qui ne répondait à aucune infection déterminée, le malade perdait ses forces et se cachectisait rapidement.

Dès les premiers jours, il devenait évident que le malade était atteint d'une généralisation cancéreuse à marche aiguë. Il mourait le 11 mars, vingt jours après l'opération, avec une température de 40°,5.

L'autopsie a été faite par mon chef de laboratoire, M. le docteur Dor, assisté de M. Collet, interne du service.

Il m'ont remis la note suivante :

Autopsie. A l'ouverture de la cage thoracique, épanchement pleural sanguinolent à droite. Quelques adhérences à gauche. Les deux poumons présentent un grand nombre de noyaux de généralisation dont les plus gros ont au moins le volume d'un abricot. A la coupe on trouve une consistance de matière cérébrale ramollie. Tous les ganglions du hile sont pris et constituent une série de noyaux dont le dernier est en communication avec les ganglions sus-claviculaires gauches. Celui qui a été enlevé était le dernier de la chaîne.

Il y existe encore des noyaux de généralisation derrière la plèvre qui est soulevée par des masses arrondies du volume d'une noix.

Du côté de l'abdomen il existe au-devant de la colonne vertébrale et dans la fosse iliaque droite une énorme masse pesant plus de 2 kilog. constituée par du sarcome généralisé dans les ganglions iliaques et mésentériques.

Dans cette masse le tissu néoplasique est un peu plus compact. A la coupe on voit nettement qu'il s'agit de cartilage embryonnaire. Au toucher on sent un tissu grumeleux.

Les reins sont volumineux (G = 210 gr. D = 250 gr.), mous, blanchâtres. Compression de l'uretère droit, distension du bassinet. Rate grosse, diffluente sans noyaux secondaires.

A l'examen microscopique : chondrome embryonnaire ou chondro-sarcome.

OBSERVATION II. — *Tumeur maligne ganglionnaire de la région sus-claviculaire gauche. — Polyadénite sarcomateuse des dimensions d'une mandarine aplatie, survenue 14 mois après l'ablation du testicule gauche atteint de sarcome globo-cellulaire.*

C. C..., employé de commerce, âgé de 20 ans, entre à l'Hôtel-Dieu de Lyon, dans le service de la clinique chirurgicale (salle Saint-Philippe, n° 18), le 20 avril 1893.

Ce jeune homme, indemne de tout antécédent héréditaire, s'est bien porté jusqu'à l'âge de neuf ans.

A cette époque, il fut atteint d'une synovite fongueuse du genou droit qui, après quatre ans de révulsion et d'immobilisation, guérit par ankylose.

Au mois de novembre 1891, il entrait à la clinique pour une tumeur du testicule droit dont le début remontait à quelques semaines.

On porta le diagnostic de néoplasme malin et la castration fut pratiquée quelques jours après, le 27 novembre. L'examen histologique confirma ce diagnostic. Voici la note qui m'a été remise à ce sujet par M. le docteur L. Dor :

Examen histologique de la tumeur du testicule enlevée le 27 mars 1891. — « Les coupes ont porté sur une portion de la tumeur où l'évolution paraissait la plus active et où il n'y avait ni ramollissement, ni hémorrhagie.

On constate que, dans toute l'étendue de la coupe, il n'existe pas d'autres éléments que des cellules rondes, volumineuses, pourvues de gros noyaux nucléolés. Certaines de ces cellules contiennent 3 et même 4 noyaux. Le protoplasma ne se colore absolument pas par le carmin. Les vaisseaux sont très abondants, mais ils n'ont pas toutes les tuniques qui constituent un vaisseau normal, ce sont des vaisseaux embryonnaires. Il s'agit d'une tumeur maligne, d'un *sarcome globo-cellulaire* ou peut-être *d'un chondrome fœtal.* »

Jusqu'au mois de janvier 1893, C. C... s'est bien porté ; il se considérait depuis longtemps comme complètement guéri, lorsqu'il commença à éprouver quelques douleurs dans les reins. Ces douleurs se sont accrues au point de l'empêcher de dormir, en même temps l'état général était moins bon. Il dit avoir, depuis un mois, perdu l'appétit, et depuis quinze jours surtout, beaucoup maigri.

A peu près à la même époque que les douleurs lombaires, survenait immédiatement au-dessus de la clavicule gauche un ganglion d'abord indolent, très mobile, du volume d'une noisette. Ce ganglion s'est accru progressivement, en même temps il perdait de sa mobilité et devenait douloureux à la pression. Depuis vingt-quatre heures la tuméfaction sus-claviculaire aurait doublé de volume, à la suite des nombreuses explorations qui ont été faites dans le service.

L'examen de la région sus-claviculaire ne laisse aucun doute sur la nature de ce gonflement. La consistance, la dureté de la tumeur, ses adhérences profondes et cutanées, etc., permettent d'affirmer une néoplasie maligne d'autant plus intéressante à constater qu'un examen attentif ne révéle des ganglions dans aucune autre région. C'est ainsi que l'exploration de la région inguino-crurale gauche, de la fosse iliaque correspondante au testicule enlevé reste négative. A la percussion, à l'auscultation on ne trouve également aucun signe de lésions pulmonaires.

Ce jeune homme, chez lequel toute intervention chirurgicale était contre-indiquée, quitta le service trois jours après son entrée, le 23 avril. D'après les renseignements qui m'ont été communiqués par son médecin, le docteur Martel (de Belleville), il est mort le 2 juillet 1893, très probablement de généralisation.

En résumé :

Dans le premier cas : *Chondro-sarcome des plus malins du testicule droit, remontant à une huitaine de mois chez un homme de 37 ans. Cinq à six mois après, sans autre manifestation néoplasique appréciable, en dehors de quelques accidents pleuro-pulmonaires mal définis, adénopa-*

*thie sus-claviculaire gauche de même nature. Mort de gé-
néralisation trois mois et demi après l'apparition de l'a-
dénite sus-claviculaire.*

Dans le deuxième cas : *Sarcome globo-cellulaire du testicule gauche chez un jeune homme de 18 ans ; adénite sarcomateuse sus-claviculaire gauche apparaissant sans aucune autre manifestation néoplasique, quatorze mois
après l'ablation du testicule malade. Mort de généralisation quatre mois et demi après l'apparition de l'adénite
sus-claviculaire.*

Ainsi qu'on peut en juger par ces deux observations, il
existe une corrélation entre le néoplasme du testicule et l'a-
dénopathie sus-claviculaire gauche; mais quel est le mécanisme, la pathogénie de cette adénite, qui semble se montrer
avant tout autre signe de généralisation et qui est la première manifestation apparente d'infection ganglionnaire?

Un premier point doit être mis en relief: *c'est l'existence
constante de l'adénite à gauche, quel que soit le testicule
atteint par le néoplasme.* Ce fait laisse supposer un mode de
propagation unique pour les deux côtés.

Ce mode de transmission a certainement lieu par le canal
thoracique servant de trait d'union entre les lymphatiques
testiculaires et les ganglions sus-claviculaires gauches (1).
Charriées par la lymphe, des cellules cancéreuses, véritables
embolies émigrent au loin et vont infecter des ganglions
éloignés.

Je laisse de côté la disposition bien connue des lymphatiques du testicule et du canal thoracique pour rappeler sim-
plement que ce dernier, au voisinage de sa terminaison,
s'infléchit en arcade, en parcourant un demi-cercle autour de
la veine jugulaire interne, dans laquelle il se jette à son
confluent avec la veine sous-clavière gauche. C'est à ce niveau que le canal thoracique reçoit les lymphatiques afférents des ganglions sus-claviculaires. Il existe donc dans

(1) Troisier, *loco cit.*

cette région, de par la coudure du canal thoracique, une certaine gêne au cours de la lymphe, et il ne paraît pas douteux qu'il puisse s'y produire un reflux de ce liquide capable de forcer l'entrée des vaisseaux lymphatiques affé- rents. Souvent, en effet, la valvule de forme variable qui existe à l'embouchure du canal thoracique dans la veine sous-clavière est insuffisante, et lors de l'expiration, le sang veineux peut refluer dans le canal, tout au moins refouler la colonne liquide qui s'y trouve et dont la migration est em- pêchée par d'autres valvules sous-jacentes. Dans les efforts, dans les phénomènes physiologiques habituels : expiration, rire, etc., le remous se produit et la pression peut être suffi- sante pour triompher de la résistance valvulaire des lym- phatiques afférents qui ramènent la lymphe des ganglions sus-claviculaires.

M. Lesnes dans sa thèse établit le bien fondé de cette manière de voir, en s'appuyant sur des recherches anato- miques et physiologiques, auxquelles, désireux de rester sur le terrain clinique, je ne puis que renvoyer.

L'extension du néoplasme aux ganglions sus-claviculaires par continuité d'une lymphangite cancéreuse du canal tho- racique n'est guère admissible. Cotte lymphangite a, du reste, été très exceptionnellement constatée dans des géné- ralisations de cancers abdominaux. M. Lesnes n'a pu en réunir que trois cas.

C'est donc le mécanisme de l'embole cancéreux, cheminant dans le canal thoracique pour s'arrêter dans une région où le cours de la lymphe est ralenti, modifié, qui paraît le plus vraisemblable.

Cette fixation à distance d'éléments cancéreux, infectant les ganglions sus-claviculaires gauches, répond d'autant mieux à la réalité des faits qu'il ne saurait être, dans ces cas, ques- tion de contamination des ganglions de proche en proche, et que l'adénite ne pouvait être attribuée à une généralisation cancéreuse pleuro-pulmonaire dont les signes faisaient défaut.

En m'appuyant sur les observations que je viens de relater, je crois devoir présenter les considérations suivantes :

Le cancer du testicule peut s'accompagner d'adénopathie sus-claviculaire gauche.

Cette adénite à distance, qui n'avait pas été signalée jusqu'ici, sera parfois la seule manifestation apparente d'une infection ganglionnaire d'origine testiculaire. Elle se présente à une époque plus ou moins éloignée du début de la tumeur primitive. Ses caractères sont variables suivant son ancienneté, suivant la malignité du néoplasme, etc., d'où la forme de *polyadénite sus-claviculaire diffuse*, que nous avons observée. Elle s'explique par la migration dans le canal thoracique de cellules néoplasiques. Leur localisation, leur greffage dans les ganglions sus-claviculaires gauches, paraît devoir être attribué dans certains mouvements physiologiques et autres au reflux de la lymphe dans les vaisseaux afférents de ces ganglions.

L'anatomie, la physiologie pathologique rendent compte de cette propagation rétrograde des tumeurs du testicule (1).

Dans les néoplasmes de cet organe, on devra dorénavant explorer avec soin le creux sus-claviculaire gauche.

Dans cette région on trouvera des éléments nouveaux de pronostic et certainement aussi des contre-indications opératoires.

---

(1) L'infection des ganglions se produisant malgré les valvules des vaisseaux en sens inverse du cours de la lymphe, constitue, dans l'histoire de la diffusion des tumeurs, de leur propagation rétrograde, un fait pathologique fort intéressant sur lequel l'attention a été à peine appelée.

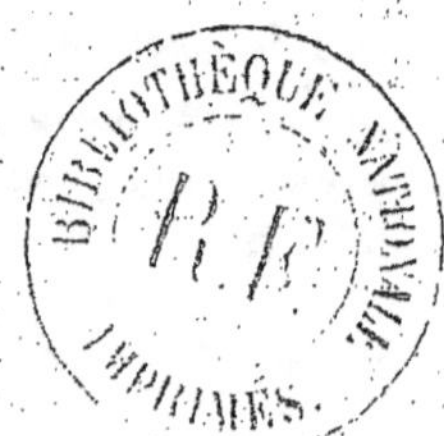
BIBLIOTHÈQUE NATIONALE
R. F.
IMPRIMÉS